NOUVEAU TRAITEMENT

DES

MALADIES DE POITRINE

ET SPÉCIALEMENT DE LA

PHTHISIE PULMONAIRE

PAR

A. L. BONNEFON

DOCTEUR EN MÉDECINE DE LA FACULTÉ DE PARIS
CHEVALIER DE LA LÉGION D'HONNEUR

PARIS

IMPRIMERIE V. GOUPY ET JOURDAN

71, RUE DE RENNES, 71

1879

NOUVEAU TRAITEMENT

DES

MALADIES DE POITRINE

FRÉQUENCE DES MALADIES DE POITRINE ET PRINCIPALEMENT DE LA PHTHISIE PULMONAIRE

De toutes les maladies qui, dans notre siècle, désolent l'humanité, les plus communes et celles qui font le plus de victimes sont les maladies de poitrine.

Sans compter l'innombrable série des *bronchites*, *catarrhes*, *asthmes* de différentes natures, etc., dont les ravages sont moins frappants parce qu'ils ne s'exercent le plus souvent que sur des personnes âgées et après avoir lentement épuisé l'organisme par des souffrances longtemps prolongées ; sans compter ces classes d'infirmités avec lesquelles on s'habitue pour ainsi dire à vivre, la *phthisie pulmonaire* à elle seule est un des plus formidables fléaux de nos sociétés modernes.

La mortalité qu'elle cause s'élève presque au tiers de la mortalité générale. De plus, elle frappe de préférence la jeunesse, épuisant ainsi dans sa source l'avenir des sociétés.

La civilisation, dont les progrès formidables dans ce dernier siècle ont porté remède à bien des misères, semble au contraire développer de plus en plus cette terrible maladie. On remarque même qu'ordinaire

ment les personnes atteintes sont des plus favorisées
au point de vue de l'intelligence. Ses débuts et ses
progrès passent souvent inaperçus, tant sa marche est
insidieuse.

Causes générales de la phthisie.

Elle est héréditaire, et son germe se transmet de
génération en génération, multipliant ainsi les victimes dans une proportion énorme.

Elle est très-souvent le résultat de la transformation
d'une autre maladie constitutionnelle, là *scrofule*,
l'*herpétisme* ou la *syphilis*, si répandues aujourd'hui.

Elle est contagieuse, l'observation clinique le prouve
encore mieux que les expériences cependant si pro-
bantes de Villemin.

Elle peut être acquise d'emblée, et se développer
chez les personnes jusque-là les plus saines, soit à la
suite d'une maladie accidentelle du poumon, des
bronches ou des plèvres, soit sous l'influence prolongée des excès de plaisir ou de travail, des privations et de la misère.

Cette multiplicité de causes explique la fréquence
de cette maladie, et la nature de ces causes, des der-
nières principalement, nous fait comprendre pourquoi
elle se rencontre surtout dans les grands centres.

Description générale de la maladie.

La phthisie pulmonaire, *phthisie tuberculeuse* proprement dite, ne se développe guère avant l'âge de quinze
à seize ans, les manifestations de la tuberculose qui
se produisent plus tôt portent presque toujours sur
les ganglions mésentériques (*tuberculose intestinale,*

carreau), ou sur les enveloppes du cerveau (*méningite tuberculeuse*).

Les sujets disposés sont jusqu'à l'âge où elle se manifeste généralement bien portants, souvent même, forts et vigoureux, avec toutes les apparences de la santé. Mais pour l'observateur attentif, plusieurs symptômes peuvent déjà faire soupçonner l'existence du terrible germe encore endormi.

La vivacité générale des allures, les yeux brillants, par moments, comme d'un éclat fiévreux, la finesse de la chevelure, la forme des doigts, la transparence de la peau de certaines régions laissant voir tout le réseau veineux sous-cutané fin et délié, peuvent déjà éveiller les soupçons du praticien. Si à cela vient se joindre la conformation spéciale de la poitrine si bien décrite par Hippocrate, on ne doit plus avoir de doute sur l'existence de l'ennemi caché et se tenir prêt à le combattre.

On doit même commencer à se mettre sur la défensive en fortifiant le sujet, comme on fortifie une place menacée d'un siége prochain, pour ne pas être pris à l'improviste.

Débuts.

Les premières manifestations sont très-variables. Chacune des grandes fonctions de l'économie peut indifféremment être troublée. Tantôt la digestion devient capricieuse sans cause, des dégouts et des appétences singuliers se produisent subitement, changeant d'objets à chaque instant. Ce n'est qu'après un certain laps de temps, pendant lequel on essaie en vain de remédier à ces troubles étranges au moyen des médications les plus diverses, qui restent sans résultat, ces anomalies n'étant que les manifestations sympathiques du travail profond qui s'opère dans le tissu pulmonaire ; ce n'est qu'après ce temps plus ou moins long suivant les sujets, qu'une petite toux sèche, irrégulière, indolore, éveille l'attention du malade ou de ses proches. Des douleurs erratiques (1) se font sentir dans les épaules, dans le dos, plus rarement dans les os de la partie antérieure de la poitrine. Un amaigrissement progressif plus ou moins rapide se produit à ce moment-là, et cette dénutrition rapide, si peu en rapport avec la légèreté des autres symptômes, révèle la gravité de l'affection qui est sur le point d'éclater.

Tantôt la toux légère se montre d'emblée, et dure souvent des mois et des années avant que les autres symptômes n'éclatent.

Souvent une cause accidentelle détermine l'explosion du mal, et nous assistons à une marche tellement rapide que la mort arrive avant qu'on ait pu seulement essayer d'enrayer la maladie ; c'est ce qu'on appelle la *phthisie galopante*. Une *pleurésie*, une *pneumonie*, une *bronchite* ou une *laryngite*, suite d'un refroidissement passé quelquefois inaperçu, sont le point de départ habituel de cette forme foudroyante.

En même temps que ces troubles fonctionnels se produisent, on constate de notables changements dans le moral du malade. Le caractère devient changeant variable et inégal. Une irritabilité spéciale se fait remarquer, ou bien, de vif et léger, le malade devient rêveur, calme et mélancolique.

1. *Douleurs erratiques.* — Douleurs qui changent souvent de place, occupant successivement les divers points d'une région.

Marche de la maladie.

A cette première période dont la durée est fort variable, succèdent inévitablement, si on n'a porté remède au mal d'une façon énergique et sûre, la deuxième et la troisième période. Les tubercules qui se sont lentement formés sur divers points des poumons, généralement aux sommets, s'étendent, se développent et rendent imperméable à l'air une portion plus on moins grande du tissu pulmonaire. Alors seulement, la percussion et l'auscultation révèlent l'existence du mal, son siége précis, le degré de développement des tubercules et permettent de suivre comme si on les voyait directement, les ravages de la maladie, la destruction du tissu pulmonaire, l'extension des plaies ulcéreuses, suites de la suppuration des tubercules, la formation des cavernes, résultat des pertes de substance du poumon.

On voit, on touche, pour ainsi dire, les dégâts matériels que cause le fléau, mais en même temps les symptômes généraux s'accentuent et, à défaut d'auscultation et de percussion, permettent au médecin versé dans l'observation des phthisiques de suivre tous les progrès du mal.

Chez les femmes, les règles deviennent ordinairement difficiles, irrégulières et se suppriment même complètement quand la maladie arrive à un degré plus avancé. Souvent elles sont remplacées par des saignements de nez ou des crachements de sang revenant aux époques menstruelles avec une régularité remarquable.

La toux, sèche d'abord, devient plus fréquente, quinteuse, et s'accompagne de crachats qui varient avec les transformations des tubercules. D'abord blancs, muqueux, ils sont bientôt striés de quelques filets sanguins. Des hémorrhagies, abondantes quelquefois, souvent presque incoercibles, éclatent subitement, jetant le trouble dans l'esprit du malade. L'expectoration devient plus abondante, les crachats sont mêlés de pus, puis enfin uniquement purulents.

La fièvre d'abord intermittente, quotidienne, et ne se manifestant que par une coloration plus vive des joues, et un peu de chaleur aux mains, s'accentue, devient plus violente et, quand la suppuration est établie, reste continue avec des exacerbations le soir et la nuit. Le sommeil est souvent conservé, il est même profond, mais des sueurs nocturnes de plus en plus abondantes l'empêchent d'être réparateur et contribuent à l'épuisement rapide du malade.

La digestion est de plus en plus troublée, des alternatives de *diarrhée* et de *constipation* précèdent une diarrhée permanente qui est l'annonce d'une terminaison fatale prochaine, que font prévoir également l'amaigrissement arrivé à un degré extraordinaire, la faiblesse extrême du malade, la *dyspnée* (oppression, difficulté de respirer), toujours croissante et par moments, du délire : bien que, en général, les facultés intellectuelles se conservent intactes et semblent même quelquefois augmenter de puissance et d'activité.

Enfin la respiration ne se faisant plus que d'une façon tout à fait incomplète, la circulation est gênée, interrompue par places, l'*ascite* (1), l'*anasarque* (2), en sont

1. *Ascite.* — Gonflement du ventre, hydropisie.

2. *Anasarque.* — Gonflement des pieds, des jambes, des mains, infiltration séreuse des tissus.

la conséquence, et la mort, amenée lentement par cette asphyxie progressive, arrive ordinairement sans agonie, la respiration s'arrêtant complètement, les poumons n'ayant plus la force d'expulser les masses purulentes qui les obstruent.

Quelquefois la mort survient subitement dans le cours de la maladie par *hémoptysie* (hémorrhagie pulmonaire). La masse de sang qui se fait jour ne pouvant être rejetée assez vite se coagule dans les bronches et l'asphyxie est complète et instantanée. Ce cas cependant est assez rare.

Telle est, dans ses traits principaux, la marche générale de cette affection terrible. Chaque sujet présente des modifications spéciales, soit dans le mode d'apparition des symptômes ou dans leur durée, soit dans leur ordre d'importance et de gravité.

Toute son histoire peut se résumer ainsi. Sous l'influence de causes diverses, héréditaires ou accidentelles, il se forme, principalement dans le poumon, des produits morbides appelés tubercules, qui se multiplient, obstruent le poumon, s'ulcèrent et déterminent par l'absorption de ces produits d'ulcération, l'empoisonnement septique ou *septicémie, infection purulente*, qui, combinée avec l'asphyxie mécanique résultant de l'oblitération d'abord, de la destruction ensuite du tissu pulmonaire, amène fatalement la mort.

Traitement préventif et curatif

On comprend sans peine que devant un pareil fléau les efforts des médecins de tous les temps aient tendu à chercher les moyens de le combattre ou de le prévenir.

La thérapeutique de tous les temps est singulièrement riche en remèdes dirigés contre cette maladie, mais cette multiplicité de remèdes est une preuve de leur inefficacité, abandonnés presque aussitôt qu'expérimentés, ils venaient d'âge en âge grossir la liste innombrable qui comprend presque toutes les substances de la matière médicale ancienne et moderne.

On a tout essayé, tout tenté parmi les remèdes connus, on est même allé jusqu'à employer les moyens les plus étranges.

Nous ne nous arrêterons pas à tous les essais de traitement qui ont précédé l'époque médicale actuelle. Hippocrate avait déjà indiqué les seuls remèdes qui fussent à sa disposition, les changements de climat et la navigation, qui sont en effet très-souvent efficaces, mais malheureusement ne sont pas à la portée de tout le monde, et qui d'ailleurs ont besoin d'être aidés par l'action d'autres agents thérapeutiques.

Contre les symptômes si divers, toutes les ressources de l'arsenal thérapeutique ont été employées; et même finalement on en est arrivé à ne plus chercher la guérison et à se contenter de traitements palliatifs, qui, atténuant les souffrances des malades, les font arriver plus doucement au terme fatal.

La phthisie pulmonaire est regardée comme incurable par l'immense majorité des médecins modernes.

Cette opinion, nous ne l'avons jamais partagée.

D'abord parce que nous croyons qu'il n'est aucune maladie qu'on puisse dire irrévocablement incurable; car nul ne peut assigner de limites à la science, et affirmer qu'on ne découvrira pas demain ce qui est resté ignoré jusqu'à aujourd'hui.

Dans le cas particulier de la Phthisie, avant même d'avoir obtenu les succès que nous a donnés notre méthode, des faits bien connus de guérison de phthisiques, *même à une période avancée*, ne nous permettaient d'avoir aucun doute sur sa curabilité. Il n'est pas un médecin qui ne connaisse de nombreux cas de Phthisie guérie, que l'autopsie, après la mort survenue par d'autres causes, a révélés; et les cas encore plus nombreux de guérisons obtenues par le seul changement de climat ou la navigation prolongée. Ces cas indiscutables prouvaient donc à tout esprit de bonne foi que la *Phthisie peut se guérir*.

En réfléchissant à la nature même de la maladie, on arrive facilement à conclure que le traitement doit avoir un double but.

1. — *Soutenir l'organisme en général, le fortifier et essayer de détruire la disposition constitutionnelle à la tuberculose, tout en parant aux divers symptômes qui peuvent se manifester, au fur et à mesure de leur apparition.*

2. — *Agir directement sur la surface malade du poumon, en y faisant pénétrer par la respiration une substance capable d'amener la résorption des tubercules déjà formés, d'empêcher des formations nouvelles, et surtout de cicatriser les surfaces suppurantes produit de l'ulcération des tubercules, et de prévenir ainsi l'infection purulente spéciale qui est la principale cause des troubles fonctionnels et de la mort.*

Après de longues années de recherches, de travaux et d'expériences, nous sommes arrivé à trouver des moyens thérapeutiques qui remplissent ces indications d'une façon certaine.

Nous avons affirmé plus haut que la Phthisie est guérissable, nous pouvons ajouter, et cela non sans un certain orgueil, que nous avons *les moyens de la guérir*.

Nous ne voulons pas dire par là que tout Phthisique qui suivra notre traitement sera infailliblement guéri. Non, cela serait un mensonge. Malheureusement, il est des cas où nous restons impuissants, tantôt à cause du degré trop avancé de la maladie, tantôt à cause de certaines circonstances spéciales, relatives au siège et à la nature du mal.

Mais nous pouvons affirmer, en nous appuyant sur les faits observés, que dans la grande majorité des cas pris à une période peu avancée, nous obtenons la guérison complète.

Lorsque la maladie est à la période de ramollissement et de suppuration des tubercules, nous pouvons encore guérir souvent.

Et même quand des cavernes sont déjà formées, que le sujet semble fatalement voué à une mort certaine, nous obtenons quelquefois des succès. Les observations recueillies dans notre pratique en font foi.

Dans tous les cas, il peut y avoir espoir de guérison, et dans ceux où cet espoir est déçu, il y a toujours un soulagement très-considérable.

La première partie du traitement, traitement général et symptomatique, n'était pas celle qui présentait le plus de difficultés. L'étude réfléchie de l'action des principaux médicaments employés depuis l'antiquité jusqu'à nos jours, permet au praticien non aveuglé par des théories préconçues, de mettre la main sur un certain nombre de substances thérapeutiques qui remplissent très-efficacement le but proposé.

Le traitement préventif consiste d'abord dans les précautions d'hygène générale que tous les médecins indiqueront à leurs malades, et qui peuvent se résumer ainsi : Pas d'excès, pas de privations, pas de fatigues corporelles ou morales, exercice normal. Habitation salubre, nourriture saine, abondante et surtout variée ; et principalement, pour les sujets prédisposés, éviter les refroidissements, les changements brusques de température ; et spécialement le refroidissement des extrémités inférieures. Ces conditions générales remplies, le rôle des médicaments commence.

1° Avant toute chose, *soutenir et régulariser la digestion*, c'est la fonction que l'on doit avant tout surveiller et respecter, car c'est elle qui fournit les éléments nécessaires au développement normal du corps, et à la réparation des pertes qu'il peut avoir à subir.

2° *Combattre la cause prédisposante* qui peut exister chez le sujet. Les moyens varient suivant que c'est l'une ou l'autre des causes énumérées plus haut contre laquelle nous avons à lutter.

3° A la moindre apparence de localisation du mal du côté du poumon, *si même seulement on remarque une certaine sensibilité de cet organe, agir directement sur lui au moyen des inhalations gazeuses* que nous allons indiquer plus loin.

Telles sont les trois indications à remplir sans retard, aussitôt qu'on soupçonne chez un sujet la prédisposition à la tuberculose.

Lorsque la maladie est déjà déclarée, il faut d'abord remplir les mêmes indications que nous venons

d'énumérer en y ajoutant le traitement symptomatique spécial, variant avec chaque sujet suivant, les
troubles qu'il éprouve et les symptômes qu'il ressent:
troubles et symptômes qui doivent être étudiés par
le malade lui-même et par les personnes qui l'en-
tourent, avec le plus grand soin.

Les tubercules étant déjà formés et même en voie
de suppuration, c'est alors que la *médication topique,
celle qui agit directement sur les surfaces malades du
poumon*, doit être énergiquement employée, *car c'est
en elle que repose tout l'espoir du malade*, C'EST ELLE QUI
DOIT LE SAUVER.

Avant d'aller plus loin et de détailler les indications
de nos divers médicaments suivant les cas particuliers, nous allons exposer en quoi consiste la *médication directe*, au moyen des inspirations d'un corps gazeux spécial que nous désignons sous le nom de *gaz
anti-pneumophymique.*

L'idée d'attaquer une maladie dont le siége spécial
est dans le poumon, en faisant pénétrer dans cet
organe, au moyen de la respiration, des substances
médicamenteuses, doit être presque aussi ancienne
que la maladie elle-même.

Les fumigations de toute espèce, le séjour dans les
bois aux émanations balsamiques, les changements
de climats, sont des applications de cette idée, applications souvent fausses, presque toujours insuffisantes.

Dans ces derniers temps, cette idée avait été reprise
et des tentatives nombreuses, mais malheureusement
sans résultats furent faites par plusieurs médecins.

L'inhalation des vapeurs d'iode fut un des plus sérieux essais dans ce genre, mais l'expérience démon-
tra qu'elles étaient inefficaces et souvent même dan-

gereuses, dans la forme où elles étaient administrées.

Ce moyen et d'autres analogues durent être abandonnés; pour tous s'élevait cette difficulté insurmontable, *les malades ne pouvaient les supporter.*

Aujourd'hui encore, les inhalatious d'oxygène, le séjour dans l'air comprimé, les inhalations résineuses, sont essayés contre la phthisie, mais les services incontestables que ces moyens peuvent rendre dans beaucoup d'autres affections des bronches et du larynx, *ne s'étendent pas à la phthisie;* et les praticiens, en fait d'agents thérapeutiques, reportent tout leur espoir (quand ils en ont, ce qui est rare), sur l'usage des eaux minérales sulfureuses, des Eaux-bonnes, spécialement, dont on a voulu faire le spécifique de toutes les formes de la phthisie. Erreur des plus graves que les résultats souvent déplorables de ce, traitement sont venus démontrer. Les Eaux-bonnes en effet, ne sont applicables qu'à une seule forme de la phthisie, la moins fréquente de toutes, la forme herpétique, là ces eaux maniées avec prudence peuvent rendre des services, mais à elles seules elles sont insuffisantes, même dans ces cas pour assurer la guérison. Dans tous les autres cas, c'est-à-dire dans l'immense majorité, elles sont nuisibles et cela nous l'affirmons hautement, parce que nous avons eu malheureusement sous les yeux trop de cas qui nous l'ont prouvé.

Revenons aux inhalatious: jusqu'à présent les substances employées, ou, sont nuisibles, ou, sont inactives. Il fallait donc trouver un corps gazeux, dont l'action sur le tubercule cru ou suppuré fût assez puissante pour amener sa destruction ou sa cautérisation et, en même temps, dont l'action sur le poumon sain (car il est impossible de la limiter à la partie malade) fut assez douce pour pouvoir être supportée pendant tout le temps nécessaire à la guérison complète, temps qui, dans notre traitement, peut varier depuis quelques semaines, jusqu'à plusieurs mois.

Ce résultat, après de longs tâtonnements, nous l'avons obtenu aussi complet que possible. Il a fallu pour cela, combiner plusieurs substances différentes, dans des proportions telles que leur distillation dans un *appareil spécial* donnât le *gaz devant servir aux inhalations avec toutes les qualitées voulues.* De plus, ce gaz ne devait pas être mis en contact avec les surfaces respiratoires tel qu'il était produit, il fallait modérer son action pour la rendre supportable pendant tout le temps nécessaire ; c'est ce que nous avons obtenu *par la disposition spéciale de notre appareil inhalateur.*

Au moyen de notre appareil qui est *portatif, commode* et *facile à manier* pour tous les malades, le gaz curatif est produit avec la plus grande facilité, et respiré au moment même de sa formation, sans qu'il en résulte pour le malade aucune gêne, aucun inconvénient, aucune sensation pénible ; l'odeur même du gaz, qui est des plus agréables, a été atténuée de façon à ne pouvoir incommoder en rien les sensibilités les plus exquises et les plus facilement impressionnables.

Outre son action *locale et topique sur les surfaces malades du poumon*, le gaz que nous faisons respirer à nos malades a une action générale des plus remarquables.

On sait que l'absorption des gaz par le poumon est des plus actives, et que c'est un des moyens les plus rapides de faire pénétrer dans le sang des médicaments pouvant se vaporiser. L'emploi du chloroforme pour obtenir l'anesthésie est une application de cette propriété.

Le gaz *anti-pneumophymique* contient des substances qui agissent sur la constitution générale du sujet, et qui, combinées avec les autres médicaments que nous employons, *tendent à éteindre la disposition diathésique origine de la phthisie, et combattent victorieusement l'infection purulente causée par la suppuration des tubercules, et font cesser par suite les symptômes qui en résultent.*

Sous son influence, l'appétit se relève, le sommeil n'est plus troublé par les sueurs nocturnes si fatigantes, et signe, certain de guérison, l'amaigrissement s'arrête, et peu à peu l'embonpoint normal reparaît.

Telle est, dans son ensemble, l'effet des *inspirations du gaz anti-pneumophymique*, effet que nous pouvons à bon droit appeler *merveilleux* et que tous ceux qui seront à même de l'expérimenter reconnaîtront hautement.

Nous allons maintenant indiquer avec quelques détails la marche que nous suivons dans le traitement des phthisiques.

1º Du régime.

Contrairement à ce qui a été fait jusqu'ici, nous repoussons complètement l'usage d'un régime spécial, uniforme et invariable, *et surtout du régime lacté.*

L'observation scrupuleuse des faits nous a démontré que l'usage du lait, bien loin d'être utile était toujours nuisible, il accélère la suppuration des tubercules et si la toux devient, en effet, moins pénible, l'expectoration devient rapidement plus abondante, et la fonte purulente du poumon marche avec une rapidité beaucoup plus grande. De plus, il a l'immense inconvénient d'amener un état d'atonie, de faiblesse de l'estomac, tel, que celui-ci ne peut bientôt plus supporter aucune nourriture. La muqueuse stomacale et intestinale, ramollie par le contact prolongé des produits de fermentation du lait, devient flasque, et paresseuse et bientôt s'établit un flux diarrhéique qui vient ajouter à l'épuisement et à la faiblesse du malade.

L'usage habituel des bouillons légers de veau et de volaille, amène à peu près le même résultat. De sorte que le lait et le bouillon dont presque tous les phthisiques font une consommation considérable, non seulement ont le tort d'être des aliments insuffisants et peu réparateurs; mais encore sont de véritables débilitants qui aggravent rapidement la maladie, en provoquant à bref délai la perte d'appétit, la dyspepsie ou mauvaise digestion et la diarrhée, et en augmentant énormément les sueurs nocturnes, causes si puissantes d'affaiblissement.

Nous recommandons d'abord l'usage du *vin pur autant que possible*. Si, au début, il semble augmenter la fréquence de la toux et causer un sentiment de brûlure à l'estomac, on voit bientôt ces légers inconvénients disparaître et le malade lui-même réclame énergiquement cette boisson, qui est incontestablement un des plus puissants toniques.

Nous n'avons pas besoin d'ajouter que nous recommandons d'employer le vin aussi bon et aussi généreux que possible.

Nous croyons même que le rhum ou l'eau-de-vie

d'excellente qualité, pris en petite quantité après le repas, soit purs, soit avec du café, ne sont pas inutiles.

Nous ne conseillons pas les tisanes dites pectorales ou autres, leur action peut être encore plus nuisible que celle du lait.

Comme eau habituelle pour mêler avec le vin ou pour boire en dehors des repas, coupée avec quelques gouttes de rhum ou d'eau-de-vie et sucrée suivant les goûts, nous prescrivons une eau spéciale préparée très facilement par le malade lui-même avec notre *Extrait tonique apéritif*, comme nous l'expliquerons plus loin.

Le choix des aliments est laissé absolument au goût du malade; nous n'excluons rien, si ce n'est les subs-tances *acides, vinaigre, citron, orange*, etc., qui sont incompatibles avec les inspirations du Gaz anti-pneumophymique.

Que les préparations culinaires soient très-variées, bien relevées d'épices et autres condiments. Nous conseillons même de manger assez fréquemment des salaisons, jambon, saucisson, etc., et des poissons de haut goût tels que morue, sardines, harengs, etc., les écrevisses et autres crustacés sont excellents pour nos malades. Nous recommandons spécialement de ne pas faire un usage *exclusif* de viande, et nous *défendons absolument* la *viande crue*. Il faut que les repas soient toujours composés en partie de légumes verts ou secs qui puissent se combiner avec les diffé-rentes viandes.

Sous l'influence de ce régime tonique et stimulant, qu'on arrive peu à peu à faire accepter entièrement aux malades, l'appétit se réveille, les digestions se régularisent, et, l'action des médicaments aidant, les forces reparaissent bien vite.

2° Des Médicaments.

Le premier de tous, *la base* de notre traitement, le médicament curatif proprement dit c'est le *Gaz Anti-Pneumophymique*.

Tous les jours, à quelque degré que ce soit de la maladie, le sujet respire ce gaz pendant un laps de temps qui ne doit jamais excéder *quinze minutes* et qui doit être divisé en trois reprises de cinq minutes chaque, séparées par un intervalle de trois à quatre ou cinq minutes.

Cette séance d'inspiration doit avoir lieu UNE SEULE FOIS PAR JOUR, quel que soit le cas. En excédant les limites que nous fixons, ou en multipliant davantage les séances d'inspiration, le malade s'exposerait à de sérieux inconvénients.

Les heures les plus favorables pour prendre les inspirations, sont celles qui précèdent les repas. Le malade peut, sans aucun risque, manger une heure ou une demi-heure après. Jamais il ne doit prendre d'inspirations qu'au moins deux heures après ses repas.

Chaque appareil est accompagné d'une notice explicative, indiquant la manière de le faire fonctionner et toutes les précautions qui doivent être prises tant pour le maniement de l'appareil, qui est du reste très-simple, que pour l'usage des inspirations du Gaz Anti-Pneumophymique.

Les inspirations doivent être *quotidiennes* au début du traitement et pendant un temps plus ou moins long suivant les sujets, temps qui peut aller jusqu'à trois, six, huit et même dix-huit mois suivant les cas.

Et ici nous ferons observer que, la PERSÉVÉRANCE INÉBRANLABLE *est une condition indispensable du succès, à ce point que nous ne délivrerions aucun appareil sans avoir l'assurance formelle du malade, qu'il ne cessera les inspirations que lorsque nous le jugerons convenable.*

Quand l'amélioration est déjà très sensible, et que le sujet entre franchement en voie de guérison, les inspirations sont espacées progressivement : elles ne se prennent plus que tous les deux jours, puis deux fois par semaine jusqu'à ce qu'il ne reste plus aucune trace du mal, et que la guérison soit bien confirmée *par l'absence complète de tous symptômes pendant trois à quatre mois.* Alors l'ex-malade rentre dans les conditions ordinaires de la vie et une hygiène bien entendue doit le préserver de toute nouvelle atteinte.

Outre les *Inspirations du Gaz Anti-Pneumophymique* qui constituent essentiellement le traitement curatif, nous avons dû établir toute une série de préparations qui servent à combattre les symptômes et à modifier les dispositions constitutionnelles du sujet.

Ces médicaments ont dû être combinés de façon à ce que leur action s'harmonise avec celle du gaz anti-pneumophymique et ne vienne pas la contrarier comme pourraient le faire plusieurs agents thérapeutiques administrés indifféremment.

De plus, pour être certain de leur action toujours égale, il est nécessaire qu'ils soient *toujours préparés de la même façon,* et avec les matières premières *contrôlées par nous.* Aussi avons-nous dû les spécialiser, et ils ne sont délivrés que *revêtus de notre signature.*

En voici l'énumération avec quelques mots sur leur mode d'emploi et leurs indications.

1. EXTRAIT TONIQUE APÉRITIF.

Nos malades doivent en faire usage pendant tout le traitement, et le continuer même longtemps après. Il sert à préparer l'eau que le sujet doit boire habituellement comme nous l'avons dit plus haut.

Une toute petite quantité, un morceau gros comme un grain de blé environ, préalablement délayé avec soin dans un petit verre d'eau sert à préparer un litre de boisson. On doit se servir pour manipuler cet extrait d'un morceau de bois taillé exprès, il ne doit jamais être mis en contact avec un métal.

Le malade en use *ad libitum*, et peut en boire suivant sa soif une ou même deux carafes par jour, avec son vin, ou coupée, dans l'intervalle des repas, avec du rhum ou de l'eau-de-vie en petite quantité. L'eau préparée avec cet extrait sert également à délayer les sirops ou potions dont le malade doit faire usage et nous dirons une fois pour toutes *que nos malades ne doivent jamais boire d'autre eau que celle-là dans aucune circonstance*. Et quand nous indiquons que tel ou tel sirop doit être étendu d'eau, *c'est toujours de cette eau que nous entendons parler*.

Cet extrait est la préparation que nous avons reconnue la plus efficace pour soutenir et régulariser les fonctions digestives.

Pour combattre les dispositions diathésiques qui sont le point de départ de la Phthisie, nous employons les préparations suivantes.

2. CHOCOLAT TONIQUE.

Sous la forme d'un chocolat très agréable à prendre, et que les enfants mêmes acceptent avec plaisir, nous avons réuni des substances propres à combattre l'influence diathésique de la *scrofule* et du *lymphatisme*.

Cette préparation s'emploie surtout chez les jeunes sujets lymphatiques ou strumeux, dont le développement n'est pas satisfaisant. On donne *deux* tablettes par jour qui se mangent avec du pain au déjeuner et au goûter.

3. PASTILLES RECONSTITUANTES.

Elles sont indiquées spécialement chez les jeunes sujets dont le développement osseux est incomplet ou anormal et chez les malades épuisés et affaiblis par la suppuration tuberculeuse et l'abondance des crachats.

On peut prendre de *deux* à *six* pastilles par jour au moment des repas, avec les aliments mêmes.

4. SIROP DÉPURATIF IODÉ.

C'est une préparation d'une action très puissante dans les manifestations constitutionnelles de la *scrofule* et de la *syphilis*. Elle combat victorieusement la disposition au *lymphatisme* et aux *engorgements ganglionnaires*.

Ce sirop doit se prendre avant les repas, *une* à *deux* cuillerées par jour, étendu d'un peu d'eau sucrée. Pour les enfants on doit le donner par cuillerées à café. Il faut avoir soin de ne mettre ce sirop en contact avec aucun métal, on doit donc verser la quantité à prendre dans un petit verre gradué à l'avance.

5° SIROP SULFUREUX IODÉ.

Toutes les fois qu'on a lieu de supposer chez un malade des antécédents herpétiques, dartreux, goutteux, ou qu'il y a eu répercussion de quelque éruption cutanée, cause fréquente de phthisie, l'usage de ce sirop est formellement indiqué. On prend de *une demi-cuillerée* à *deux cuillerées*, délayées dans un quart de verre d'eau. L'usage doit en être interrompu de temps en temps, pendant quelques jours.

6° PILULES SULFUREUSES ANTIMONIÉES.

Elles remplissent les mêmes indications que le sirop précédent et sont employées de préférence quand on a besoin d'une action plus lente et prolongée pendant longtemps. De *deux* à *quatre* pilules par jour à jeun moitié le matin, moitié le soir. Elles peuvent être continuées suivant les cas pendant plusieurs mois.

7° POUDRE EFFERVESCENTE TONIQUE.

Cette poudre est le meilleur médicament pour combattre l'anémie profonde qui accompagne presque toujours la phthisie et qui la précède et l'annonce souvent. Chez les femmes dont les règles sont devenues pénibles, irrégulières ou sont supprimées complètement sous l'influence de la maladie, elle rend de très grands services en régularisant cette importante fonction.

Elle doit se prendre avec le vin. La dose est *d'une* petite cuillerée à café à chaque repas, en une seule fois avec le premier verre de vin, ou divisée en plusieurs prises au gré du malade.

Chez les enfants, ou donne seulement une demi-cuillerée à café à chaque repas.

8o PILULES EMMÉNAGOGUES.

Ces pilules sont très-utiles pour favoriser l'établissement des règles chez les jeunes filles phthisiques ou seulement disposées à la tuberculose, chez qui la puberté est toujours une période dangereuse. Leur action plus directe et plus spéciale que celle de la *poudre effervescente*, fait qu'elles doivent lui être préférées quand il y a indication formelle et pressante de rétablir les règles ou de favoriser, de provoquer même leur établissement.

Leur dose doit être augmentée graduellement depuis *une* par jour jusqu'à *six* au besoin. On doit les prendre moitié le matin, moitié le soir, loin des repas. Une petite tasse d'infusion chaude de verveine facilite leur absorption et rend leur effet [plus rapide.

9° PASTILLES ASTRINGENTES.

Ces pastilles sont un excellent moyen pour combattre la diarrhée si souvent rebelle des phthisiques, soit à une période avancée de la maladie, soit au début chez les sujets lymphatiques, flasques et mous, chez qui les sécrétions sont trop abondantes.

Nous les ordonnons aussi pour combattre les hémorrhagies pulmonaires, hémoptysies ou crachements de sang. Leur action vient s'ajouter à celle de *l'eau hémostatique* dont nous allons parler plus loin.

Nous les prescrivons également pour diminuer et arrêter les sueurs nocturnes en attendant que l'effet des *inspirations* les ait complètement supprimées. Leur emploi ne doit pas être continué trop longtemps sans interruption, on doit le cesser aussitôt que l'effet cherché est obtenu ; sauf cependant chez quelques sujets spéciaux très disposés aux flux diarrhéiques et d'une constitution molle et lymphatique, qui doivent en faire un usage habituel.

On les prend à la dose de *deux* à *six* par jour, suivant l'effet à produire, dans l'intervalle des repas, une par une, et réparties sur toute la journée.

10° EAU HÉMOSTATIQUE.

Cette préparation est le médicament que nous avons trouvé le plus efficace pour combattre les *hémoptysies* ou crachements de sang, et pour prévenir en même temps les suites fâcheuses de ces hémorrhagies pulmonaires.

Aussitôt que le malade est pris de crachements de de sang, il doit faire usage de cette eau, de la façon suivante. On prend *une cuillerée* d'eau hémostatique que l'on étend d'un verre d'eau sucrée, la boisson ainsi obtenue est prise par gorgées d'heure en heure, ou à intervalles plus rapprochés suivant l'abondance de l'hémorrhagie. Quand la perte de sang est considérable, et qu'elle semble ne pas vouloir s'arrêter facilement, on double la dose. On diminue progressivement la quantité de cette eau à mesure que les crachements de sang diminuent, et on en cesse complètement l'usage quand il s'est écoulé deux ou trois jours sans qu'il y ait de sang dans les crachats.

Lorsque le crachement de sang est habituel mais peu abondant, *une* à *deux* cuillerées par jour étendues d'un verre d'eau sucrée et prises par gorgées dans le courant de la journée, suffisent, continuées assez longtemps pour faire disparaître complètement les crachats sanguinolents.

Ce n'est que dans les cas d'hémorrhagies abondantes que les doses doivent être élevées et prises rapidement coup sur coup.

L'usage de cette eau est également très-efficace pour combattre la diarrhée, mais on ne doit pas le prolonger longtemps, les *pastilles astringentes* employées après elle continuent avantageusement son effet.

11° ÉMULSION CALMANTE ANTI-CATARRHALE.

C'est une préparation que nous prescrivons à presque tous nos malades. Une cuillerée de cette émulsion dans un verre d'eau constitue une boisson très-agréable, qui remplace avantageusement toutes les tisanes que l'on a l'habitude de donner aux malades. Elle calme la toux sèche et quinteuse, si fatigante ; elle diminue l'état d'éréthisme nerveux dans lequel sont presque tous les phthisiques, et qui les rend si impressionnables et si facilement irritables.

Elle calme aussi très-bien les coliques ou douleurs de ventre qui accompagnent la diarrhée et qui existent même souvent sans elle.

Les malades peuvent en prendre habituellement deux cuillerées par jour chaque fois avec un verre d'eau. Dans l'intervalle des repas et dans la soirée, cela constitue pour eux une boisson d'agrément tout en étant un agent thérapeutique très efficace.

12° SIROP SÉDATIF ANTI-PNEUMOPHYMIQUE.

Au lieu de nous servir des préparations d'opium ou de ses alcaloïdes, morphine, etc., dont l'action chez es phthisiques est, suivant nous, toujours nuisible pour calmer la toux trop violente et trop fréquente nous employons ce sirop avec le plus grand succès.

La dose est de *deux* à *quatre* cuillerées dans les vingt-quatre heures, prises, une à la fois seulement, avec un peu d'eau aux différentes heures du jour ou de la nuit, mais toujours assez loin du repas.

13° PILULES FÉBRIFUGES.

Chez les malades épuisés par une fièvre régulièrement intermittente ou rémittente avec exacerbations périodiques le soir ou la nuit, ces pilules rendent de grands services en diminuant progressivement l'intensité de la fièvre, en éloignant les accès et en les faisant finalement disparaître.

De plus, elles ont une action très énergique sur la toux, et quand cette dernière est trop violente et fatigue le malade outre mesure, ces pilules associées au *sirop sédatif* produisent le meilleur résultat.

Nous les donnons à la dose de *deux* à *six* pilules par jour prises moitié le matin à jeun et moitié le soir en se couchant, seules, ou avec le *sirop sédatif*.

14° POTION ANTI-PHLOGISTIQUE.

Cette préparation toute spéciale trouve son emploi dans certains cas particuliers. Ainsi chez les malades sujets à avoir, comme on dit vulgairement, le sang à la tête ou à la gorge, avec maux de tête, éblouissements ou bien chatouillements à la gorge provoquant la toux et quelquefois même des crachements de sang, l'usage de cette potion fait disparaître ces symptômes en régularisant la circulation. Son action est également fort remarquable chez les asthmatiques à tempérament sanguin, elle diminue très vite la fréquence et l'intensité des accès.

Nous en faisons également usage toutes les fois que chez nos malades, il survient quelque accident inflammatoire du côté des poumons, de la plèvre ou du larynx : pneumonie, pleurésie, bronchite, laryngite, au début de ces inflammations, caractérisé par une fièvre franche très intense. Elle nous rend, dans ces différents cas, de très grands services en abattant rapidement la fièvre et en arrêtant le plus souvent le développement de ces affections intercurrentes, si redoutables chez les phthisiques.

On la prend à la dose d'*une cuillerée* dans un verre d'eau à boire dans les vingt-quatre heures par gorgées. Dans les derniers cas dont nous venons de parler (inflammations avec fièvre intense), on peut doubler ou tripler la dose, quelquefois même l'employer pure par cuillerées à café, coup sur coup, à quelques minutes ou un quart d'heure d'intervalle, jusqu'à ce que l'effet se produise, apaisement de la fièvre, diminution de la température, sueur et parfois nausées et vertiges. Ces derniers symptômes indiquent que l'on doit suspendre l'administration du médicament, qui, à ce moment, a produit son effet utile, effet qui ne tardera pas à se manifester clairement.

15° ÉTHÉROLÉ ANTI-PNEUMOPHYMIQUE.

C'est le nom sous lequel nous désignons la préparation spéciale qui, distillée dans notre appareil, donne le gaz anti-pneumophymique respiré par les malades.

Ce liquide est préparé par nous personnellement,

suivant la formule établie après de longues années de recherches. Il n'est délivré aux malades qu'après avoir été contrôlé de nouveau d'une façon toute spéciale et chaque flacon porte notre signature.

La notice qui accompagne chaque appareil, explique la manière dont il doit être employé.

Telle est la série des médicaments spéciaux dont l'emploi, combiné suivant les diverses indications, constitue avec les *inspirations du gaz anti-pneumophymique*, notre *méthode nouvelle de traitement des maladies de poitrine*.

Tous nos efforts s'étaient primitivement portés uniquement sur le traitement de la *phthisie pulmonaire*, et dans cette voie les succès obtenus nous prouvent que nous avons atteint le but cherché.

Mais l'expérience nous eut bien vite démontré que l'action bienfaisante des *inspirations du gaz anti-pneumophymique* ne devait pas se borner à la guérison des tuberculeux.

Nous en avons fait l'application en les modifiant légèrement, suivant le genre de maladie, à l'*asthme*, aux *bronchites chroniques*, aux *catarrhes pulmonaires* et aux *laryngites*; et dans toutes ces affections la guérison par notre système est pour nous devenue la règle, il y a encore des exceptions, mais elles sont relativement rares.

Ainsi donc, c'est non seulement aux phthisiques que nous nous adressons, mais encore à tous ceux qui à divers titres souffrent d'une maladie des poumons, des bronches ou du larynx.

A tous nous pouvons dire en toute sincérité que

nous possédons *un moyen plus puissant que tous ceux connus jusqu'à ce jour, pour porter remède à leurs maux.*

A tous nous ne promettons pas une guérison infaillible, cela est, et sera probablement toujours au-dessus des forces de la science humaine : *Mais nous pouvons hautement affirmer que par notre méthode* LES GUÉRISONS COMPLÈTES SONT INFINIMENT PLUS NOMBREUSES QUE PAR TOUT AUTRE MOYEN, *et que toujours, même dans les cas où le malade ne peut plus être sauvé, il trouve dans l'emploi des moyens dont nous disposons un soulagement certain.*

Paris le 8 novembre 1879.

ʃA. BONNEFON.

———————

Les malades qui désireront faire usage de notre méthode de traitement, devront nous faire appeler et pour cela nous écrire à cette adresse :

A M. LE Docteur BONNEFON, 2, rue d'Arras, à Paris.

Nous nous rendrons auprès d'eux pour les examiner avec le plus grand soin avant de leur prescrire la manière dont ils doivent user de nos médicaments.

Les personnes n'habitant pas Paris peuvent quand même profiter des bienfaits de notre traitement. Pour cela, elles devront nous envoyer par écrit, une description très détaillée de leur état en suivant de point en point l'ordre indiqué ci-après.

Questions auxquelles le malade doit répondre.

1. — Nom et prénoms du malade.
2. — Son âge.
3. — Sa profession actuelle et celles qu'il a pu exercer auparavant.
4. — Son domicile. Indiquer s'il règne dans le pays quel-

ques maladies endémiques, fièvres intermittentes, dysentéries, etc.

5. — Sa taille et son poids, tour du corps à la ceinture et tour du corps sous les bras à hauteur des seins.

6. — Est-il blond ou brun ? Couleur des yeux et des cheveux ? Teinte de la peau ?

7. — Tempérament sanguin, bilieux, nerveux ou lymphatique ?

8. — Est-il marié ou célibataire ? S'il est marié depuis quand et a-t-il des enfants ? Si c'est une femme, indiquer si les accouchements et leurs suites ont été naturels ou s'il y a eu des complications ?

9. — Les enfants sont-ils sains et bien portants ?

10. — Quel est le caractère du sujet ? Son humeur est-elle habituellement triste ou gaie ? Est-il vif, impressionnable ou calme et réfléchi ?

11. — Quel genre de vie mène-t-il actuellement ? Régulière ou agitée ? Va-t-il au café ? Fume-t-il ? Boit-il des liqueurs fortes ?

12. — A-t-il quelque mauvaise habitude secrète qui puisse contribuer à le fatiguer ? Est-il d'un tempérament ardent au plaisir et en abuse-t-il ?

13. — Existe-t-il dans sa famille, à un degré plus ou moins éloigné, des maladies héréditaires ? Y a-t-il eu des phthisiques, des asthmatiques, des scrofuleux, des cancéreux, des goutteux, des rhumatisants, des dartreux, ou quelqu'un atteint de maladies chroniques de la peau ?

14. — Le malade a-t-il été atteint de quelque maladie contagieuse, syphilitique ou autre ? A quelle époque ?

15. — A-t-il eu des éruptions à la peau, des dartres, des eczémas ?

16. — A-t-il été atteint de goutte ou de rhumatisme ?

17. — A-t-il eu quelque maladie de la poitrine ou du larynx autre que celle dont il souffre en ce moment ?

18. — A-t-il reçu quelques coups ou blessures dans la poitrine ? A-t-il fait quelque chute ayant porté sur cette région ?

19. — Etant enfant, a-t-il été sujet aux engorgements des glandes ou ganglions ? Aux gourmes ou croûtes de lait ?

20. — A-t-il été nourri par sa mère ou par une nourrice ?

21. — A-t-il fait des études longues et difficiles ? S'est-il fatigué par des travaux intellectuels ?

22. — A-t-il eu une jeunesse orageuse ? A-t-il abusé de ses forces soit pour le plaisir, soit pour le travail ?

23. — A-t-il eu étant enfant de mauvaises habitudes secrètes ?

24. — Si c'est une femme, à quel âge a-t-elle été réglée ? Etait-elle sujette aux pertes blanches ?

25. — Le malade, si c'est un homme, a-t-il jamais eu des pertes séminales ?

26. — Était-il sujet aux épistaxis ou hémorrhagies nasales ?

27. — A-t-il eu quelque maladie grave ?

28. — At-il voyagé dans les pays d'extrême froid ou d'extrême chaleur ? A-t-il navigué ?

État actuel.

A. Si c'est possible, le malade devra faire déterminer LE NOM, LE SIÈGE ET LE DEGRÉ PLUS OU MOINS AVANCÉ DE SA MALADIE par son médecin habituel et nous envoyer ces indications textuellement telles qu'il les aura reçues.

Il devra en outre répondre encore à la série de questions ui suivent:

29. — A-t-il de l'appétit ? Fait-il bien les digestions ? Est-il constipé ou a-t-il de la diarrhée ?

30. — Quels aliments mange-t-il de préférence ? Suit-il un régime particulier ?

31. — Dort-il bien ? A-t-il des rêves ou des cauchemars ? Sue-t-il la nuit ?

32. — Est-il devenu maigre ? Ses forces sont-elles diminuées beaucoup ?

33. — Si c'est une femme, les règles sont-elles régulières, irrégulières ou supprimées ? Y a-t-il des pertes blanches ?

34. — Le malade tousse-t-il ? Comment est la toux ? A quels moments se produit-elle ?

35. — Crache-t-il ? Comment sont les crachats ? Quelle quantité en expulse-t-il dans les vingt-quatre heures ?

36. — A-t-il craché du sang ? En crache-t-il ? A quelles époques ? En quelle quantité ? En toussant ou sans tousser ?

37. — Les crachements de sang coïncident-ils avec l'époque des règles ? (Si c'est une femme).

38. — Y a-t-il des douleurs à la gorge ? Dans la poitrine ? Dans le dos ? Dans les membres ?

39. — Est-il oppressé en marchant ou en montant les escaliers ? Ou bien l'oppression est-elle continue ?

40. — A-t-il des accès de suffocation ? A quels moments ?

41. — Ces accès sont-ils périodiques ? A quels intervalles reviennent-ils ?

42. — Le malade a-t-il de la fièvre ? Quel chiffre de pulsations du pouls compte-t-il habituellement le matin et le soir ?

44. — Y a-t-il du gonflement des pieds? Des mains? Des jambes? Du ventre?

45. — Les urines sont-elles abondantes ou rares? De quelle couleur sont-elles habituellement? Ne présentent-elles rien de particulier?

46. — La fièvre, s'il y en a, est-elle continue? Ou bien revient-elle par accès et à quels intervalles?

47. — Le caractère est-il changé depuis la maladie? Dans quel sens?

48. — Quelles sont les personnes qui soignent le malade? Sa famille ou des étrangers? Est-il bien soigné?

49. — Est-il dans une position de fortune qui lui permette de se procurer tout ce dont il a besoin?

50. — Le malade a-t-il quelque cause de chagrin qui l'affecte? A-t-il eu quelque grande douleur morale?

51. — Est-il effrayé de son état?

52. — Quels médicaments a-t-il pris depuis le début de sa maladie?

Quels sont ceux dont il fait usage en ce moment?

Le malade qui nous consultera par écrit devra nous donner toutes les indications que nous venons d'énoncer, très exactement et surtout très sincèrement.

Il est en général préférable que ces notes soient rédigées par quelqu'un de l'entourage du malade, les personnes qui le soignent étant presque toujours plus aptes que lui-même à juger de son état. Cependant pour certaines indications personnelles les déclarations du malade lui-même sont des plus précieuses.

Nous recommandons de suivre exactement l'ordre que nous avons tracé, et de numéroter chaque réponse du même numéro d'ordre que la demande correspondante, sans avoir besoin cependant de répéter cette demande.

Ainsi pour éviter toute erreur, voici quelques lignes montrant comment doivent être disposés ces renseignemets :

1 Durand, Jean-Pierre.

2 25 ans.

3 Commerçant. Draperies.

4 Orléans, rue   n°   1er étage.
Appartement sec et aéré.
Il n'y a pas de maladies épidémiques, fièvres ou autres dans
la ville.
5 1^m 60^c — 55 kilos — 0^m 65 à la ceinture, 0^m 80 sous les
bras. etc., etc., etc.

———

Aussitôt ces renseignements reçus nous adressons gratuitement au malade lui-même ou à la personne qui nous consulte pour lui (suivant le cas) l'indication détaillée du traitement qu'il doit suivre et des médicaments spéciaux qu'il doit employer dans son cas particulier.

———

Les appareils inhalateurs et les médicaments nécessaires, sont expédiés aussitôt réception de la demande que nous en fait le malade, franco par grande vitesse au domicile du malade ou à la gare la plus proche, que l'on est prié d'indiquer très exactement.

———

Le paiement se fait, au gré des malades des deux façons suivantes :
1. — En joignant à la demande d'appareils et de médicaments le montant de leurs prix en un mandat poste ou par lettre chargée.
2. — Ou bien nous expédions contre remboursement et les médicaments et appareils sont payés à leur réception.
Ce dernier mode de paiement entraînant quelques frais supplémentaires nous conseillons de se servir de préférence du premier, sans cependant en faire une obligation, laissant à chacun toute liberté.

———

Tarif des appareils d'inspiration et des médicaments spéciaux.

1. Appareil complet renfermé dans une boîte portative; avec accessoires et pièces de rechange, plus 4 flacons d'éthéroléanti-pneumophymique   120 »
2. Etherolé Anti-Pneumophymique   le flacon.   5 »
3. Extrait tonique apéritif.   le petit pot.   3 »
4. Chocolat tonique.   la plaque.   4 »
5. Pastilles reconstituantes.   la boîte.   2 50
6. Sirop dépuratif iodé.   le flacon.   4 »
7. Sirop sulfulreux iodé.   le flaçon.   4 »
8. Pilules sulfureuses antimonées.   la boîte.   2 50
9. Poudre effervescente tonique.   le flacon.   5 »
10. Pilules Emmenagogues.   la boîte.   2 50
11. Pastilles astringentes.   la boîte.   2 50
12. Eau Hemostatique.   le flacon.   2 »
13. Emulsion calmante anti-catarrhale.   le flacon.   2 50
14. Sirop sédatif Anti-pneumophymique.   le flacon   3 »
15. Pilules fébrifuges.   la boîte.   2 50
16. Potion Anti-Phlogistique.   le flacon.   2 »

Toutes les lettres et demandes doivent être adressées au Docteur BONNEFON, rue d'Arras, n° 2, à Paris.

PARIS. — IMP. VICTOR GOUPY ET JOURDAN, RUE DE RENNES, 71.